RENCONTRES HOMOEOPATHIQUES

DANS

MA PROMENADE SUR LE TERRAIN

DE

LA PRESSE MÉDICALE

PAR

LE DOCTEUR ESCALLIER

Ancien interne et lauréat des hôpitaux, lauréat de l'École pratique (premier prix),
Ancien médecin du bureau de bienfaisance
et secrétaire de la Société médicale du septième arrondissement,
Membre de la Société gallicane de médecine homœopathique.

———

MÉMOIRE LU AU CONGRÈS HOMŒOPATHIQUE DE FRANCE (AOUT 1855)

PARIS

CHEZ J.-B. BAILLIÈRE

LIBRAIRE DE L'ACADÉMIE IMPÉRIALE DE MÉDECINE
RUE HAUTEFEUILLE, 19

A LONDRES, CHEZ H. BAILLIÉRE, 219, REGENT-STREET

A NEW-YORK, CHEZ H. BAILLIÈRE, 290, BROADWAY

A MADRID, CHEZ BAILLY-BAILLIÈRE, 11, CALLE DEL PRINCIPE

—

1855

RENCONTRES HOMOEOPATHIQUES

DANS MA PROMENADE

SUR LE TERRAIN DE LA PRESSE MÉDICALE

Messieurs,

Chargé de la revue analytique et critique d'une partie des journaux de médecine pour le *Bulletin de la Société gallicane de médecine homœopathique*, j'ai cherché dans mes comptes rendus à faire connaître aux lecteurs de ce journal tout ce qui, dans la presse médicale, m'avait paru susceptible de les intéresser touchant les divers points de la science. Mais ici, messieurs, je viens seulement vous faire part de mes impressions relatives à des faits de thérapeutique.

Après avoir, pendant six mois, lu avec soin huit journaux de médecine publiés tant à Paris qu'à Montpellier, il m'est resté de cette lecture les deux impressions suivantes :

1° Les observations de thérapeutique chirurgicale s'y trouvent en nombre au moins aussi grand que les faits de thérapeutique médicale; or, si l'on rapproche cette proposition de cette autre, que les affections chirurgicales sont beaucoup moins fréquentes que les maladies internes, il en faut conclure que la thérapeutique médicale allopathique est beaucoup plus pauvre en résultats dignes d'être cités que la thérapeutique chirurgicale;

2° Parmi les observations de guérisons obtenues par des

moyens médicaux, les plus saillantes et les plus complètes, celles dont le résultat mérite d'être remarqué, et est souvent présenté par leurs auteurs comme une découverte ou comme une application heureuse d'une médication nouvelle; ces cures, dis-je, trouvent toutes leur raison d'être dans la grande loi de la thérapeutique expérimentale, la loi de similitude. C'est pitié de voir souvent ces pauvres écrivains s'évertuer à trouver une explication en dehors de cette loi, en invoquant l'inflammation, l'état nerveux, l'hypersthénie ou l'hyposthénie, le controstimulisme, etc., afin d'arriver à démontrer que le remède a agi, soit par voie de dérivation, soit par voie de contrariété, lorsque la similitude est des plus frappantes; quelques-uns pourtant avouent que la *substitution* paraît l'hypothèse la plus digne d'être adoptée; enfin, dans certains cas où il s'agit de médicaments dont les propriétés pathogénétiques ne sont pas connues des médecins ou ne le sont que d'une manière incomplète, l'empirisme demeure leur dernier refuge.

Mais, je le répète, toutes ces observations de guérison ne sont qu'une confirmation périodique de cette belle loi sous la bannière de laquelle nous avons le bonheur de marcher tous ici. Un certain nombre d'entre elles peuvent être présentées comme des exemples d'homœopathie involontaire; chez plusieurs autres il est permis de soupçonner, quelquefois même d'affirmer qu'il y a eu ce que, en langage parlementaire, j'appellerai simplement une imitation non avouée. Quoi qu'il en soit, ce sont ces faits, vraiment homœopathiques, rencontrés par moi dans ma promenade de six mois au sein de la presse médicale, que j'ai jugé utile de relever et de vous présenter dans un tableau synthétique : il sera le plus court possible.

Je veux encore ajouter que ces faits abondent en quelque sorte dans la presse, et que j'en ai omis quelques-uns des moins importants; leur nombre, en effet, l'emporte de beaucoup sur celui des guérisons obtenues par une médication dérivative ou antipathique. Dans les six numéros de la *Revue thérapeutique du Midi*, pendant le deuxième trimestre de 1854, j'ai trouvé onze cas à citer de cures par similitude contre six par contrariété ou par dérivation.

I

Je vais commencer par les faits relatifs aux maladies des organes respiratoires.

Dans quelques observations de coqueluche et dans un nombre assez considérable de formules indiquées par divers auteurs côntre cette affection, j'ai noté plus particulièrement l'emploi de la *belladone*, de l'*ammoniaque*, de la *cochenille* (1), de la *limonade nitrique* (2). Je ne dirai rien des deux premières, la belladone surtout, qui, depuis longtemps, a été considérée comme le remède classique de cette maladie, car la susceptibilité qu'elles possèdent de produire des accidents analogues à ceux de la coqueluche est trop connue ; quant aux deux autres, les confrères étrangers à l'étude de la pathogénésie hahnemannienne reconnaîtront leur homœopathicité avec la coqueluche ou plutôt avec certaines formes de cette maladie, s'ils veulent consulter : 1° la pathogénésie du *coccus cacti*, symptôme 620 et suivants (*Mat. méd. pure*, par le docteur Roth, t. Ier, p. 40) ; 2° celle de *nitri acidum*, symptôme 850 et suivants (*Maladies chroniques*, de Hahnemann, t. III, p. 131).

On lit dans le *Journal de médecine et de chirurgie pratique*, p. 215 :

« Un enfant, âgé de deux jours, tetait une nourrice et tetait bien, lorsqu'il prend une bronchite, tousse et vomit la plus grande partie du lait qui compose sa nourriture. M. P. Dubois prescrit :

> « Poudre de racine d'ipec.,   20 centigrammes,
> « Eau,   1/4 de verre,

à prendre par petites cuillerées dans la journée.

« Le lendemain, la toux et les vomissements avaient complétement disparu. »

J'ai cité textuellement.

Dans un article sur l'emploi extérieur de l'*ammoniaque* li-

(1) *Revue de thérapeut. médico-chirurg.*, 1855, p. 14.
(2) *Ibid.*, p. 68.

quide (1), M. le docteur Chrestien rappelle les résultats heureux que certains médecins, et particulièrement le docteur Ducros (de Marseille), ont obtenus de cette substance appliquée sur l'arrière-bouche dans certains cas de dyspnée et d'asthme. M. Ducros expliquait ces guérisons par l'ébranlement qu'en éprouvent les plexus pharyngiens. La similitude des accidents que l'ammoniaque ainsi appliquée est susceptible de produire se présente d'abord comme une explication tout aussi naturelle que la perturbation ; mais elle devient seule possible et vraie quand l'expérimentation physiologique a fait connaître que la dyspnée et les accidents asthmatiques sont des effets constants de l'administration, à doses répétées, de l'ammoniaque et de ses composés (2).

Le *Journal de médecine et de chirurgie pratiques* rapporte, d'après le *Journal de médecine de Bordeaux*, l'observation d'une jeune fille, irritable et impressionnable à l'excès, chez laquelle les inhalations d'éther, au bout de quelques secondes, firent disparaître à la fois une contracture très-douloureuse de la jambe sur la cuisse, en même temps qu'un accès de dyspnée avec « respiration très-courte, très-précipitée, bruyante, sans toux, mais elle poussait de temps en temps un petit cri, semblant partir du larynx. » Messieurs, ne suffit-il pas d'avoir assisté à un petit nombre de séances d'inhalations d'éther, pour reconnaître immédiatement dans le fait que je viens de signaler une des plus belles applications de la loi des semblables? Et pourtant demandez à M. Désarnault, auteur de la cure : il dira que l'éther a agi ici par la voie des contraires : il oublie que, avant de plonger un sujet bien portant dans le coma décoré du nom de sommeil, l'éther inhalé détermine les accidents spasmodiques les plus variés, que même, chez quelques sujets, il détermine seulement ceux-ci, et qu'il est vrai de dire que ce sont les seuls constants.

Dans la *Revue thérapeutique du Midi* (p. 45), je trouve un article fort élogieux du docteur Espagne, sur l'emploi de la *potion de Warren* dans l'*hémoptysie ;* or l'acide sulfurique

(1) *Revue thérapeut. du Midi*, 1855, p. 327.
(2) V. le *Man. de mat. méd. hom.*, de Jahr, p. 50.

forme la base de cette potion, et le symptôme 366 de ce médicament est ainsi conçu : « Crachement de sang en marchant doucement. » (*Mal: chron.*, t. II, p. 587.) D'autre part, il y a, dans la littérature homœopathique, des observations de guérison d'hémoptysie chronique par le même médicament à l'état de dilution (1). J'ajoute que, dans un des cas signalés par le docteur Espagne, l'infusion de *mille-feuille* a été administrée en même temps que la potion de Warren : et qui de nous n'a constaté la remarquable efficacité du *millefolium* dans les *hémorragies* et dans l'*hémoptysie* en particulier?

Le même journal (p. 109) publie une lettre du docteur Charles Saurel sur le *stibialisme*, à la suite du traitement de la *pneumonie* par le *tartre émétique à haute dose* ; de cette lettre je citerai la phrase suivante : « Je sais que, dans les empoisonnements par le tartre stibié, on observe pendant la vie des symptômes divers d'irritation et une dyspnée remarquable, et, après la mort, l'engorgement ou l'hépatisation des poumons, qui paraissent en être la cause principale : ce qui peut faire une sorte de plaisir aux partisans du *similia similibus*. » J'ai tenu à constater ce franc aveu. Plus loin, M. Saurel cite deux cas de *stibialisme*, à la suite de l'administration de 0g,30 à 0,50 de tartre émétique par jour chez deux femmes âgées. Dans le premier cas, une stomatite pustuleuse, puis une sorte de fièvre nerveuse, enlevèrent la malade ; malheureusement l'autopsie ne fut pas faite ; chez la seconde malade, à laquelle on ne donna pas plus de 0,20 du médicament par jour, la pneumonie fut remplacée par un catarrhe « qui a, dit l'auteur, accompagné la malade jusqu'à la fin. — Peut-être, ajoute-t-il, ce catarrhe était-il dû au stibialisme : je laisse à apprécier s'il était ou non signe de l'intoxication... La mort dépendit directement de l'intolérance des premières voies pour tout absolument... même la tisane... la bouche tout entière a été le siége d'une éruption aphtheuse que rien n'a pu arrêter. A plus forte raison ai-je été impuissant contre le tube digestif. La maladie totale a duré cinq semaines. » En terminant, M. Saurel déclare

(1) *Biblioth. homœop. de Genève*, t VIII, p. 114

qu'il se *méfiera* de ce médicament quand il aura affaire à des personnes âgées. — Ainsi notre confrère se servira d'un médicament *avec méfiance !* quel triste aveu ! Marcher toujours, le doute dans l'esprit et la crainte dans le cœur, quand on veut pratiquer son art avec conscience! Dans le numéro suivant du même journal, le docteur Michałowski déclare que le traitement de la pneumonie des vieillards par l'émétique à haute dose est un *vrai scandale*. — En présence d'aveux semblables, que nous sommes heureux, messieurs, de pouvoir, guidés par les vrais principes en thérapeutique et en pharmacologie, administrer ce précieux médicament, comme tous les autres, le front haut, l'esprit calme et le cœur satisfait !

II

Des médications adressées aux maladies des voies respiratoires je passe à celles que j'ai trouvées relatives aux maladies des voies digestives.

Dans les articles sur la *gastralgie* publiés dans le *Moniteur des hôpitaux* par M. le docteur Fleury, cet honorable confrère fait remarquer à plusieurs reprises que le même agent modificateur peut tantôt produire les accès gastralgiques, tantôt les guérir; il signale aussi les aggravations fréquentes de ces accidents par l'usage de médicaments qui sont quelquefois employés avec succès pour les combattre, comme le sous-nitrate de bismuth, la noix vomique, le charbon, le fer, etc. — Ai-je besoin d'ajouter que M. Fleury reconnaît implicitement l'homœopathicité des divers agents dont il parle avec les affections nerveuses de l'estomac?

Le même travail renferme une lettre que je vous demande la permission de vous lire, d'autant plus qu'elle émane, dit M. Fleury, de l'un de nos confrères les plus distingués de Paris : cette lettre est un exemple frappant et terrible des dangers qu'entraîne l'usage des médicaments d'après le principe des contraires, en même temps qu'elle montre le degré de tolérance qui peut être obtenu de l'organisme pour certains poisons ; il s'agit d'un médecin affecté d'une très-violente douleur épigastrique pour le soulagement de laquelle il avait pris du *laudanum*, et qui est arrivé à absorber 400 *grammes par jour* de cette préparation toxique. Voici cette lettre :

« Vos prévisions n'étaient que trop fondées, et, bien qu'il ne s'agisse que d'un breuvage peu goûté des ivrognes, je n'en justifie pas moins le proverbe : *Qui a bu boira.* C'est vous dire assez que je suis toujours sous la domination de la triste et folle habitude que j'ai contractée il y a quatre ans au moins. Je suis même en progrès dans cette détestable voie, et vous serez en mesure d'en juger après avoir lu ce court exposé d'une manie passée à l'état chronique.

« Quand je reçus de vous, à Bellevue, des soins dont je n'ai pas perdu le souvenir, mes plus grands écarts n'allaient pas au delà de cinq à six cents gouttes de laudanum, et mes doses les plus ordinaires étaient de trois cents gouttes par jour. Pendant le traitement hydrothérapique, le retour de mes forces me rendit le courage de lutter contre mon habitude, et j'eus quelque temps l'espoir d'être guéri, sinon de la maladie même, du moins du remède plus dangereux encore qui avait pris sur moi tant d'empire. En effet, grâce à la diversion puissante que je trouvais dans les affusions froides, il me fut possible d'arriver, par doses rapidement décroissantes, à la cessation complète de mes boissons laudanisées. Il ne me fallut guère que trois semaines pour obtenir ce résultat, et, lorsque je pris congé de vous, je pouvais me vanter déjà de dix jours entiers d'abstinence. Mais, à Paris, des influences contraires ramenèrent bientôt la souffrance et le découragement, et triomphèrent de mes résolutions. Je revins alors aux gouttes fatales : quarante-cinq d'abord, et cent dès le lendemain ; puis deux cents, cinq cents, sept cent cinquante et neuf cents.

« Enfin, il me parut plus simple de procéder par *cuillerées à café.* Au mois de mai 1853, j'en prenais assez régulièrement de sept à dix par jour. Quelquefois je laissais entre chaque prise une heure ou deux d'intervalle, mais le plus souvent je buvais tout sur-le-champ, en deux, trois ou quatre verres d'eau. Si par hasard je me bornais à deux ou trois cuillerées, le lendemain de ces jours de modération était marqué par une recrudescence invariable, et je doublais ou quadruplais la dose. Dans lé cours de l'année 1854, il m'arriva, sept ou huit fois par mois, d'élever cette dose à douze cuillerées, et j'allai même jusqu'à *quatorze* à diverses reprises. Pour en finir sur ce point, et satisfaire au désir que vous m'exprimez, je dois vous signaler ma plus grave orgie.

« Il y a un mois à peine, je me laissai entraîner, tout en lisant et sans presque avoir conscience de ce que je faisais, à boire dans le courant de la journée, c'est-à-dire en neuf ou dix heures de temps, six verres d'eau dans lesquels j'avais fait entrer *dix-sept cuillerées à café de laudanum liquide de Sydenham*. J'imagine que ce sera là mon extrême limite, car, bien que je sois payé pour ne pas croire, en pareille matière, à l'énergie de ma volonté, je ne puis me faire à l'idée d'être à jamais condamné à l'odieuse ivrognerie de l'opium. J'aspire d'autant plus à me soustraire à cette tyrannie stupide, que, depuis longtemps, je ne ressens plus cette espèce d'excitation cérébrale qui me semblait favorable aux travaux de l'intelligence. Ce qui me retient maintenant sous le joug, c'est l'incroyable état de souffrance et d'épuisement qui résulte pour moi, non pas de la privation absolue de cet agent toxique, mais seulement d'un retard tant soit peu prolongé dans mes heures d'empoisonnement. La douleur est si vive et la prostration si grande, que la nuit, ou le matin dans mon lit, il me faut presque une demi-heure de combat pour étendre le bras jusqu'à la fiole et avaler au plus vite mes trois premières cuillerées. Celles-ci me rendent assez promptement la force de revenir à la charge, et, moyennant six cuillerées dès le matin, je puis gagner le milieu du jour, où je renouvelle la même intoxication. A ces conditions, je recommence à vivre de la vie ordinaire.

« Dans le principe, je ressentais de temps à autre de la céphalalgie, des étourdissements, des vertiges, des fourmillements et de l'engourdissement dans les jambes. Ces accidents n'ont plus reparu ; mais, ce que j'éprouve encore d'une manière permanente, ce sont des picotements à la peau, et, ce qui est beaucoup plus incommode, de la dysurie et surtout une constipation telle, que les fonctions du ventre ne se font plus qu'à l'aide de lavements. »

Que pourrions-nous ajouter à ce saisissant tableau, tracé avec une vérité d'autant plus poignante qu'elle émane d'un homme doué des qualités les plus éminentes de l'esprit et d'une grande énergie morale?

Je ne m'arrêterai pas au *sulfate de zinc*, recommandé par M. Baly dans la *constipation*.

J'arrive de suite à diverses observations de *hernies étranglées* guéries par l'*opium* uni soit à la *belladone*, soit à *l'huile de ricin*. Ces observations sont empruntées à la *Revue thérapeutique du Midi* et à la *Revue de thérapeutique médico-chirurgicale;* j'en pourrais rapprocher plusieurs cas d'*étranglement interne*, qualifiés d'*iléus nerveux*, guéris avec l'*opium*, mais ils n'appartiennent pas à la presse médicale de 1855. Les observations publiées dans la *Revue du Midi*, p. 145, sont au nombre de huit; elles sont réunies, sous le titre : *Médication purgative dans la hernie étranglée;* or, messieurs, voulez-vous savoir quelle est cette médication purgative? Je cite textuellement : « Le malade prit sur-le-champ vingt gouttes de laudanum et deux cuillerées d'huile de ricin, dont l'administration devait être continuée de demi-heure en demi-heure jusqu'à effet purgatif, et le laudanum à la dose de six gouttes toutes les demi-heures jusqu'à rémission des douleurs. »

Ainsi, dit notre confrère, le laudanum a été donné pour calmer les douleurs! comme si l'épuisement des douleurs n'était pas lié à l'arrêt des matières intestinales; comme si l'un des symptômes pouvait être combattu indépendamment de l'autre! Maintenant ai-je besoin d'ajouter que le titre de l'article : *De la médication purgative*, devrait être remplacé par celui-ci : *De l'opium dans le traitement de la hernie étranglée?* C'est qu'en effet, étant connus les effets pathogénétiques de l'opium vérifiés par la clinique homœopathique, rapprochant ces effets des observations ci-dessus rappelées d'étranglements internes guéris par le même agent à dose allopathique, je crois que, loin que le laudanum ait servi de passe-port à l'huile de ricin, celle-ci a simplement fait l'office d'un agent mécanique qui a secondé l'effet dynamique du vrai médicament, de la préparation opiacée.

L'article de la *Revue de thérapeutique médico-chirurgicale,* p. 200, est intitulé *De la belladone dans les hernies étranglées.* Ce médicament a en effet été prescrit seul en lavement (huit grammes de feuilles pour un demi-lavement), mais en même temps on administrait toutes les trois heures aux malades une pilule contenant cinq centigrammes d'*extrait de belladone* et cinq centigrammes d'*extrait d'opium.* Pourquoi M. le docteur Poitou a-t-il adjoint ce dernier médicament à la belladone? il n'en dit rien, mais, d'après le titre de l'article et les conclusions qui suivent les deux observations, il est évident qu'il attribue à la belladone toute l'action curative. Je suis loin de mettre en doute la bonne part de cette substance dans la guérison, ce serait nier la vérité du principe des semblables, mais je suis convaincu que l'opium ne lui a pas non plus été étranger ; l'un et l'autre médicament sont susceptibles de déterminer, chacun dans un mode spécial, un ensemble de symptômes analogues à ceux de l'étranglement intestinal; l'un et l'autre guérissent cette maladie dans la forme qui leur correspond.

Reste à savoir si, employés en dilution et à dose infinitésimale, ces médicaments eussent opéré la guérison d'une manière aussi parfaite et aussi rapide; je fais à cet égard appel aux lumières du Congrès. — Je ne quitterai pas ce sujet sans faire remarquer que, si aux deux substances précédentes on ajoute la strychnine et le plomb, les seuls médicaments qui aient été quelquefois administrés avec succès dans la hernie étranglée par les médecins, il en résulte que le principe homœopathique peut revendiquer toutes les cures de cette maladie qui ont été obtenues par des médications internes.

A diverses reprises la presse médicale nous a montré l'emploi de la *noix vomique* et surtout de l'*ipécacuana* suivi de succès dans les cas de vomissements opiniâtres; mais, s'il est une maladie dans laquelle la méthode de Hahnemann a été

l'objet d'une imitation permanente, je dirais presque systéma-
tique, de la part de certains médecins, c'est dans les affections
diverses, les phlegmasies surtout, du tube intestinal. Depuis
plusieurs années déjà l'opium, tant préconisé dans la dyssenterie, a trouvé un heureux rival dans l'ipécacuana emprunté
à la méthode dite brésilienne (qui s'est, elle aussi, par voie
empirique, rencontrée avec la méthode homœopathique); maintenant ce n'est plus seulement l'ipécacuana, ce sont les pur-
gatifs salins, les drastiques mêmes, c'est le *calomel*, c'est l'*huile
de croton de tiglium* qui sont préconisés contre cette maladie.
« Vanté par Libavius, Mead, etc., etc., le calomel, que nous
avons largement expérimenté, dit M. le docteur Delarue (de
Bergerac), a, comme médication usuelle, une puissance anti-
dyssentérique *à nulle autre* comparable (1). » Que disent autre
chose les disciples de Hahnemann? Il est vrai qu'ils emploient
le bichlorure de mercure de préférence au protochlorure, mais
la différence porte sur le degré et non sur le fond de la vertu
médicatrice; l'un et l'autre de ces médicaments, en effet, est
susceptible de déterminer sur le gros intestin une inflammation
de forme dyssentérique, mais tout le monde sait que celle qui
résulte de l'action du bichlorure est plus aiguë et plus caracté-
ristique.

Ici, c'est en suivant la voie de l'empirisme que M. Delarue
s'est rencontré avec Hahnemann ; mais voici que M. le docteur
Korroplef est parti de l'idée que la dyssenterie est liée à une
constipation opiniâtre, pour la combattre avec l'huile de croton
de tiglium, et il a eu le bonheur de voir son hypothèse vérifiée
par le succès en administrant une à deux gouttes de cette huile
dans deux cents grammes d'émulsion par cuillerée. Il faut
vraiment être un partisan bien entêté du principe des contraires
pour trouver dans les symptômes de la dyssenterie une constipation opiniâtre. Les rédacteurs du *Journal de médecine de
Russie* ne doivent pas ignorer que, donnée à une dose un peu
forcée, l'huile de croton détermine des symptômes très-analo-
gues à ceux de la dyssenterie, et, s'ils veulent bien mettre cette

____

(1) *Revue de thérapeut. médico-chirurg.*, 1855, p. 41.

vérité expérimentale à la place de la constipation qu'ils ont cru
voir à travers le prisme d'une théorie trompeuse, ils s'aperce-
vront que leur succès se trouve tout naturellement expliqué
par la loi homœopathique.

On retrouve presque à chaque page des exemples de médication similaire dans les *diarrhées subaiguës ou chroniques;* le
*bismuth, l'eau de chaux, le nitrate d'argent, le calomel et l'ipé-
cacuana* jouissent depuis longtemps déjà d'une faveur qui
s'étend après chaque invasion du choléra, attendu que ce n'est
guère qu'à l'usage de ces médicaments maniés empiriquement
et avec plus ou moins de bonheur que les médecins ont dû
leurs quelques succès dans un certain nombre de *cholérines* et
même de *choléras légers.* Comment, demanderai-je à ce propos,
nos ingénieux adversaires, dont plusieurs se vantent de faire
une médecine qu'ils décorent du nom d'*hippocratique*, n'ont-
ils pas eu l'adresse d'emprunter aux écrits de celui qu'ils ap-
pellent leur maître, mais dont nous pouvons nous dire plus
justement qu'eux les vrais disciples, l'unique médicament que
ce grand homme ait employé avec succès dans le choléra? Pa-
tience, nous apprendrons bientôt par la voie retentissante de
la presse allopathique la grande découverte de l'*ellébore blanc*
comme spécifique du choléra, voire même sa prétention à obtenir le prix Bréant.

En attendant, voici que le plus habile d'entre nos adversaires, celui qui a découvert que la noix vomique guérit la chorée, que la belladone est le meilleur moyen à opposer à la constipation et à l'incontinence d'urine nocturne, que l'arsenic
est le remède souverain de l'asthme, le même professeur déclare que si le sous-nitrate de bismuth n'a pas souvent une efficacité suffisante dans la diarrhée, c'est que ce sel est trop pu-
rifié de l'*arsenic* qui lui est associé à l'état natif, et il préfère,
lorsque le mal est opiniâtre, prescrire la solution suivante :

Arsénite de potasse,   5 centigrammes,
Eau distillée,   200 grammes (1),

à prendre par cuillerées à café matin et soir.

(1) *Journal de méd. et de chirurg. prat.*, p. 314.

Mes lecteurs ont compris que l'inventeur de ce remède est le même qui a depuis longtemps découvert et dénommé la médication *substitutive;* il faut avouer qu'il a quelquefois la main heureuse. Ajoutons que l'habile professeur, en faisant ainsi de l'homœopathie, *mais sans globules,* et en interdisant à ses malades l'approche des officines homœopathiques, obtient toute la gloire que lui vaut la supériorité de son traitement sur ceux de ses adversaires, en même temps qu'il évite l'impopularité et les persécutions dont sont abreuvés les disciples du maître qu'il copie. Parmi les médecins allopathes eux-mêmes, le professeur auquel je fais allusion a été jugé dans le même sens, car voici ce qu'on lit dans le *Moniteur des hôpitaux* (n° du 23 juillet 1855), à propos d'un passage du rapport de M. Sauvet (de Marseille) sur l'ouvrage du docteur Chargé :

« M. Sauvet reproche à M. Chargé d'avoir injustement classé M. Trousseau parmi les homœopathes. Pour avoir complétement raison, il faut être juste, même avec ses ennemis ; or M. Chargé ne s'est trompé qu'à moitié en plaçant M. Trousseau dans la galerie homœopathique. Si M. Sauvet veut se donner la peine de collationner ce que dit M. Trousseau de la méthode *substitutive* (entre autres) avec ce qu'en ont dit les plus célèbres homœopathes, il se convaincra sans peine que le professeur de Paris leur a fait plus d'un emprunt ; le seul mérite qu'il ait sur les homœopathes *déclarés,* c'est qu'il ne paraît pas *avoir eu conscience de ses réminiscences,* et que les idées qu'il expose sur la méthode substitutive semblent, lorsqu'on les lit, lui appartenir en propre. »

III

A l'hôpital de la Pitié, M. le docteur Valleix, ayant administré de l'ipécacuana contre une amygdalite survenue chez une femme qui était en traitement pour une métrite hémorragique, fut fort étonné de voir, après l'administration de ce remède, la métrorragie arrêtée avec notable diminution des symptômes de la métrite, dont la guérison fut bientôt complète. Le rédacteur du *Journal de médecine et de chirurgie pra-*

tique dit avec raison que cet exemple n'est pas sans précédent; il ne cite pas à cet égard, vous le pensez bien, Hahnemann ni ses disciples; non, c'est M. Trousseau (toujours cet homme heureux !) qui s'est souvent servi de cette poudre dans les hémorragies utérines, surtout dans celles qui, comme pour le cas indiqué, succédaient à l'état puerpéral. Le rédacteur explique cette action favorable. de l'ipécacuana par une vertu *spéciale* à ce médicament.

Il se passe peu de semaines sans que les bons effets du *carbonate d'ammoniaque* dans la *dysménorrhée* ne soient signalés par les divers journaux de médecine : les disciples de Hahnemann négligent peut-être un peu ce précieux médicament dont les propriétés pathogénétiques expliquent parfaitement les succès.

IV

J'arrive aux faits de la presse relatifs aux affections du cerveau et du système nerveux. Deux médicaments, l'*émétique* et l'*opium*, le dernier surtout, ont déterminé de remarquables guérisons dans certains cas désespérés d'affections cérébrales. Après avoir donné le tableau des graves accidents nerveux occasionnés par l'émétique employé à dose trop élevée, M. le docteur Michalowski s'exprime ainsi : « Quand la frénésie ou le coma, la contracture des membres, la carphologie, etc., font craindre une terminaison prompte, funeste, inévitable, de brusques et profondes secousses de toute l'économie par l'émétique offrent quelquefois une précieuse ressource... C'est alors qu'on a une merveilleuse tolérance ! J'ai donné quinze, vingt, *cinquante* et *deux cents centigrammes* seuls ou associés à une dose d'opium quelquefois énorme, sans produire le moindre effet appréciable... Mais j'ai réussi quelquefois dans des cas vraiment désespérés (1)... » Il semble qu'en rapprochant les effets physiologiques qu'il a signalés de l'émétique, et qui sont d'une similitude frappante avec ceux des graves affections cérébrales qu'il a guéries, notre confrère doit conclure à une ac-

(1) *Revue thérap. du Midi*, p. **134.**

tion *pour le moins substitutive* de la part du tartre stibié. Nullement ; mais la manière dont il conçoit l'action de l'émétique mérite d'être citée : « Et l'explication de tout cela? se demande le médecin de Saint-Étienne. Que veut dire le controstimulisme, expression tourmentée qui emporte l'idée au moins singulière d'une activité négative? J'aime autant que l'émétique soit tout bonnement le spécifique de l'inflammation. La phlogose est un travail général, dont le développement seul, mais non la virtualité, peut dépendre des lésions locales. Contre ces lésions, l'émétique ne peut rien, mais il déprime le peu de fonctions dont le surcroît détermine la phlogose... Pour expliquer ce *pathos*, il faudrait beaucoup de papier, mais vous n'y tenez pas, ni moi non plus. » — Ni nous non plus, messieurs, en vérité.

La *Revue de thérapeutique médico-chirurgicale* (15 juin) renferme un article du P. Debreyne, intitulé *De l'Opium comme moyen de faire avorter les phlegmasies naissantes ou de combattre celles qui ont résisté à toutes les médications...* Il y montre les bons effets du *remède divin* lorsque surtout l'état nerveux, spasmodique, est devenu l'élément d'indication principal, paraissant en induire qu'il a agi d'après le principe *contraria contrariis*, comme si l'opium ne savait produire que l'engourdissement et la somnolence. Et pourtant le célèbre trappiste rappelle ces paroles du professeur Cayol : « Vous venez de voir une affection cérébrale des plus graves arrêtée dans sa marche par une médication énergique, et qui a dû vous sembler fort hasardeuse; vous avez vu le malade plongé depuis trois jours dans l'état comateux le plus profond, privé complétement de la vue, de la parole et de toutes ses facultés intellectuelles, *ne se réveiller* de cette effrayante léthargie qu'après avoir pris une dose énorme d'opium (quarante centigrammes par jour)... » Où trouver une plus parfaite application de la loi de similitude? Et pourtant, après avoir rappelé des faits analogues, Hufeland, cité par le P. Debreyne, explique l'action du divin remède en disant « que l'inflammation a été remplacée par l'état nerveux du cerveau, ou que même il s'est opéré un épanchement de sérosité... » De tels égarements chez des esprits supérieurs

Dans le même travail, le P. Debreyne signale les heureux résultats de l'emploi de l'*opium* dans certaines *fièvres nerveuses* et dans un cas de vrai *typhus*, observé par Hufeland chez un de ses confrères, avec état vaporeux, délire, soubresauts des tendons : inutile d'ajouter que l'explication ci-dessus se trouve, selon lui, plus que jamais justifiée. — En terminant, notre confrère fait la déclaration suivante : « Nous pensons que, sans l'opium. il n'y aurait pas de thérapeutique possible dans les maladies chroniques. Qu'on nous prive de l'opium, de ce doux et bienfaisant remède que l'on donne encore alors même qu'on ne donne plus aucun remède, et, dès demain, nous renonçons à la pratique de la médecine. » Quel aveu, messieurs ! quelle pauvreté ! Que l'opium manque à nos confrères, leur thérapeutique s'écroule ! enlevez l'opium à ces grands médecins, qui se disent les continuateurs d'Hippocrate, et voici que l'un des plus célèbres en même temps que des plus honorables ne craint pas de déclarer que la pratique de la médecine n'est plus possible ! Quoi ! la tradition médicale remonte à près de trois mille ans, et elle est parvenue à enfanter *un remède !* Je n'exagère pas, messieurs, il n'en existe *qu'un seul*, puisque, sans lui, le médecin ne peut plus espérer de soulager et de guérir ! Et encore, messieurs, y a-t-il un correctif : écoutez la fin de l'article de l'illustre religieux :

« Il en est de l'opium comme de tous nos remèdes héroïques : c'est une épée à deux tranchants ; il peut faire beaucoup de bien ou beaucoup de mal, suivant qu'il est bien ou mal appliqué.

> Sacra vitæ anchora, circumspecte agentibus
> Est opium, cymba Charontis in manu imperiti. »
> WEDEL.

De la fièvre nerveuse, je passe à la *fièvre intermittente* pour rappeler en passant le solennel hommage qu'a rendu à la loi des semblables le docteur Bretonneau, en venant proclamer la nécessité de la *fièvre quinique* pour obtenir la guérison radicale et immédiate de la fièvre périodique. Le travail du célèbre médecin de Tours a reçu une publicité trop étendue pour que j'aie besoin d'y insister.

Je me trouve ainsi conduit aux phlegmasies et aux névralgies intermittentes ; et d'abord je me plais à citer le fait suivant, emprunté au dernier numéro de la *Revue thérapeutique du Midi* (t. VIII, p. 358) : « Un cordonnier se croyait atteint d'ophthalmie aiguë monoculaire. Tous les matins, en coupant du travail pour ses ouvriers, son œil s'injectait vivement, etc. Une fois son œuvre finie, il se condamnait au repos et à l'obscurité ; la rougeur de l'œil diminuait progressivement, et le lendemain c'était à recommencer. Je vis le malade par hasard, j'ordonnai l'*acide arsénieux* ; le jour suivant, il y eut un fort accès de fièvre et tout fut dit. » (Dr Ch. Saurel.) Il faut avouer, messieurs, que personne d'entre nous n'eût mieux fait.

Deux médicaments, que nous avons l'habitude de manier dans les maladies aiguës aussi souvent que nos adversaires l'ont peu, ont été préconisés dans le traitement des névralgies : je veux parler de l'*aconit* (Mémoire du docteur Imbert-Gourbeyre publiés par la *Gazette médicale*) et de la *camomille* (*Bulletin général de thérapeutique*). Il est inutile que j'insiste sur le premier travail, car l'auteur, après avoir montré, par des faits empruntés à la tradition médicale et à sa propre pratique, la remarquable efficacité de l'aconit dans les névralgies faciales, prouve, par des observations empruntées aux auteurs anciens et modernes, que cette substance détermine physiologiquement des accidents douloureux dans les nerfs de la tête et de la face, et il en conclut que la loi des semblables se trouve ainsi démontrée de la manière la plus évidente. A ce propos, il ajoute : « Quand on se contente de rester sur le terrain des faits, quand on vit d'observation et non d'inspiration, on ne peut s'empêcher de reconnaître la vérité de la loi de similitude. De toutes les théories émises sur l'action des médicaments, c'est, à mon sens, la seule qui ait pour elle la raison des faits... » C'est dans la *Gazette médicale de Paris* (24 février 1854) que se lisent ces phrases, et l'auteur est professeur-suppléant à l'école de médecine de Clermont-Ferrant ! N'est-ce point le cas, pour M. Amédée Latour, d'exhaler de nouveau ses plaintes et de répéter son fameux paragraphe commençant par ces mots : « Mes chers confrères, le flot monte, monte à vue d'œil... » et finissant par ceux-ci : « Où allons-nous? où allons-nous? »

La même clairvoyance et la même franchise ne se rencontrent pas dans le travail du docteur Lecointe, sur l'utilité de la *camomille romaine* dans le traitement des mêmes *névralgies*. « Au nombre des fébrifuges et des amers, les anciens, dit-il, comptaient la camomille au premier rang... Si j'avais eu l'intention de faire une étude spéciale de l'originalité d'action de cette substance, j'aurais eu à passer en revue bien des modalités pathologiques du système nerveux à caractère hypersthénique, et j'en eusse tiré facilement la conclusion que la camomille a électivité sur le système nerveux et qu'elle est hypersthénisante. » Quelle obscurité, lorsqu'une simple étude expérimentale des effets physiologiques de ce médicament permettrait d'être si clair !

Le *Journal de médecine et de chirurgie pratiques* (p. 106) cite un cas de *tremblement musculaire*, qui n'est pas de la chorée et qui ne peut être attribué ni à l'abus des boissons alcooliques, ni au mercure; M. Trousseau, dans le service duquel ce cas s'est présenté, dit qu'il n'en connaît pas la cause, mais qu'il a pu constater plus d'une fois sa complète incurabilité. Toutefois, chez celui-ci, l'*opium*, administré à dose croissante de un à quinze centigrammes en une seule fois, a déterminé une amélioration telle, que le sujet, se croyant guéri, a voulu quitter l'hôpital au bout de trois semaines. C'est encore une heureuse application de la grande méthode substitutive, quoique celle-ci ne soit pas nommée. O Hahnemann ! quels hommages te sont rendus!

Sous le titre *Propriété remarquable de la pierre infernale*, le docteur Becker, de Bonn, donne l'observation d'un malade paraplégique qui but, en dehors de toute surveillance, la solution d'un gramme de *nitrate d'argent* prescrite pour laver les escarres qu'il portait au sacrum, et qui, après avoir éprouvé quelques accidents d'intoxication peu sérieux, se trouva en peu de jours guéri à la fois de son escarre et de sa *paraplégie;* en effet, il marchait assez bien et ne laissait plus aller sous lui ses selles et ses urines. En présence de ce fait si remarquable qu'elle a emprunté à la *Medical Zeitung*, la *Gazette hebdomadaire de médecine et de chirurgie* éprouve un grand embarras : est-ce à une affection épileptique, dit-elle, qu'il faut rapporter a paralysie du malade? Cela lui paraît probable. Si la savante *Gazette* daignait consulter la pathogénésie du nitrate d'argent, par le docteur Muller (trad. du docteur Roth, *Gazette homœopathique de Paris*), elle trouverait la paraplégie citée comme un des accidents que ce sel est susceptible de déterminer : tout alors serait expliqué sans dénaturer les faits et sans laisser planer sur un honorable confrère un soupçon d'erreur de diagnostic que ne justifie nullement la clarté de son observation.

De ce que le mercure a guéri une affection rhumatismale chez un sujet qui a eu la syphilis, faut-il en conclure que la première affection était sous la dépendance de la seconde? C'est l'avis du docteur Artaud en présence d'une observation qu'il communique à la *Revue thérapeutique du Midi*, p. 22; je ne pense pas que cet avis soit celui de mes honorables collègues quand ils sauront que les symptômes de ce rhumatisme étaient les suivants : « La maladie datait de trois mois, toutes les articulations étaient engorgées de la manière la plus extraordinaire; des douleurs très-vives se faisaient sentir surtout *la nuit*; l'appétit était nul et la faiblesse si grande, que le malade *suait* presque toujours; la peau paraissait *flasque et décolorée* : on aurait dit même qu'il y avait un léger œdème du tissu cellulaire. »

Sans doute le sujet, jeune homme de trente-deux ans, avait eu des chancres plusieurs années auparavant et une hémorragie dans l'année qui avait précédé le rhumatisme; mais ce que nos collègues affirmeront avec moi, c'est que, même en l'absence de ces accidents antérieurs, le mercure était parfaitement indiqué, et que, homœopathique à l'ensemble des symptômes, il devait amener la guérison, ainsi, du reste, que l'a mille fois démontré l'observation clinique.

2.

V

Le rhumatisme nous conduit naturellement aux affections localisées à l'extérieur du corps, parmi lesquelles j'ai à examiner certaines médications recommandées contre l'hydrocèle, les brûlures, les maladies de la peau, les ulcères malins du nez et les condylomes.

Mais, auparavant, qu'il me soit permis de signaler un nouveau Mémoire publié dans la *Gazette médicale* par le docteur Imbert-Gourbeyre, déjà nommé dans ce travail, sur l'*éphidrose* ou *sueurs générales chroniques* : c'est encore l'*aconit*, employé sous forme de sirop, qui a les honneurs de la guérison dans trois cas qu'il rapporte : « On n'en doit pas être surpris, dit-il, quand on étudie les propriétés physiologiques de ce médicament. L'aconit exerce en effet une action élective fréquente sur la peau, action qui se traduit par des *sueurs*..... L'action *sudorifique* est incontestable; il n'y a qu'à lire Stork à ce sujet... » Dans le même travail, le docteur Imbert cite des éphidroses guéries, les unes par la *sauge*, les autres par le *sureau*. L'explication de ces guérisons est au moins aussi naturelle que pour l'aconit.

J'ai nommé plus haut l'*hydrocèle*. C'est que M. le docteur Lafargue, chirurgien de la Grave, à Toulouse, à l'imitation de M. Benucci (*Union médicale*, 15 septembre 1854), a guéri en six semaines, chez un homme de soixante ans, une hydrocèle datant de huit mois et du volume d'une grosse poire, au moyen de la pommade de *digitale* (six grammes de poudre pour trente d'axonge). M. Benucci avait rapporté cinq cas de succès. L'efficacité de la digitale à dose homœopathique dans l'hydrocèle a déjà été annoncée par le docteur Trincke et par Atmuller (v. *Gaz. hom. de Paris* par le docteur Roth, p. 25); notre collègue, M. Cretin, nous a indiqué, et nous en espérons bientôt les observations, deux succès qu'il a obtenus dans cette maladie avec la 6e et la 12e dilution du même médicament.

Dans un travail déjà cité de M. le docteur Chrestien (de Montpellier), sur l'emploi extérieur de l'*ammoniaque liquide*, cet honorable médecin rappelle que Desbois (de Rochefort) re-gardait l'*ammoniaque* ainsi que l'*esprit-de-vin* comme les meilleurs moyens d'empêcher la vésication et l'inflammation dans les brûlures (*Cours élém. de mat. méd.*, t. Ier, p. 137); il ajoute que M. Guérard, médecin de l'Hôtel-Dieu, a rajeuni ce moyen thérapeutique. (V. *Ann. de thérap. et de toxicol. par le docteur Rognetta*, n° de janvier 1847, p. 374.) Ce sont des assertions bonnes à surprendre.

Je veux signaler aussi la découverte d'un médicament qui a passé dans tous les organes de la presse, l'*ortie* dans les *maladies chroniques de la peau*. — Témoin, chez un enfant affecté d'un *lichen agrius* invétéré, des bons effets d'une infusion d'ortie (*urtica dioica*) prescrite comme remède de commère, le docteur Bullar fut ainsi conduit à expérimenter ce médicament dans les maladies chroniques de la peau. Il a ainsi reconnu qu'il provoque leur disparition complète avec la plus grande rapidité, surtout quand elles sont compliquées d'un état cachectique; ses observations assez nombreuses, rapportées dans l'*Association médical-journal* (10 novembre 1854), ont trait, dit la *Presse médicale* (6 janvier 1855), à des cas de *psoriasis diffusa*, d'*eczéma chronique*, de *lichen agrius*, de *lepra vulgaris*. L'extrait d'ortie s'administre à la dose de cinquante centigrammes à un gramme par jour. Malheureusement nous manquons d'une véritable pathogénésie de l'*urtica dioica*; toutefois ses effets directs sur la peau sont assez connus pour nous faire comprendre l'efficacité de ce remède employé d'abord par voie empirique; je suis entré dans quelques détails à cet égard afin d'appeler votre attention, messieurs, sur un *desiderata* important de notre matière médicale; elle est assez peu complète, surtout dans son application aux maladies de la peau, pour que notre pensée soit plus particulièrement dirigée vers les substances dont l'expérimentation paraît devoir concourir à dissiper les ténèbres qui obscurcissent la route.

Sous ce titre : *Guérison extraordinaire de deux cas de noli me tangere*, M. Victor Meunier, dans l'*Ami des sciences*, rapporte les faits suivants, reproduits par la *Revue de thérapeutique* : « Une jeune fille de quinze ans portait au *nez une large ul-*

cération qui avait détruit en partie les ailes et la cloison; depuis trois ans rien n'avait pu arrêter ses progrès : tout à coup survint la rougeole avec le coryza intense qui l'accompagne; au bout de quinze jours, l'enfant étant entrée en convalescence, on fut fort étonné de trouver l'ulcère en voie de guérison, et, deux semaines après, celle-ci était parfaite. En présence de ce fait si remarquable, le médecin de l'enfant, M. Buckmaster, attribua le succès à l'inflammation variolique de la pituitaire, et résolut d'imiter l'œuvre de la nature dans un cas analogue, qu'il appelle comme le premier, *noli me tangere;* pour cela il employa l'*iodure de potassium* à doses assez fortes pour produire l'*iodisme.* En effet, au bout de quatre jours se déclara une forte inflammation de la muqueuse du nez et de l'arrière-bouche, l'ulcération prit une couleur d'un rouge vif; on diminua la dose, et bientôt les bords s'affaissèrent, le fond se couvrit de granulations, et la cicatrisation fut complète en trois semaines. « S'agissait-il bien, dans ces deux cas, d'un véritable cancer, d'un *noli me tangere?* il est permis d'en douter. Toutefois ces ulcérations existaient depuis plusieurs années, elles faisaient de constants progrès, et il faut avouer que, en se montrant aussi fidèle observateur de la nature, M. Buckmaster, s'il n'est pas un disciple de Hahnemann, a au moins prouvé qu'il était médecin intelligent : encore un pas, et il sera médecin homœopathe.

Dans les derniers faits dont je viens de vous entretenir, messieurs, il est permis de ne voir que de l'homœopathie involontaire; mais, dans le suivant, je ne crains pas d'affirmer qu'il s'agit d'un emprunt non avoué fait à notre méthode, et, il faut bien le dire, d'un véritable plagiat. S'il est une substance en médecine dont Hahnemann ait découvert et fait connaître au monde médical les propriétés, c'est le *thuya occidentalis;* personne, avant lui, n'en avait fait usage, et personne depuis, hormis ses disciples, n'a rien publié sur ses effets physiologiques ou thérapeutiques. Il y a enfin près de quarante années que Hahnemann a écrit que, d'après ses expériences pathogénétiques et cliniques, le suc de *thuya* était le remède le plus efficace contre les condylomes vénériens. Cependant tous les organes de la presse médicale, à la suite des *Annales de la France occidentale*, se sont empressés, au commencement de cette année, de reproduire un article du *Ungar Zeitschrift*, sur les succès qu'a obtenus un médecin hongrois, E. Brecher, par l'application de la teinture de thuya occidentalis sur les excroissances vénériennes rebelles même au mercure et à l'excision. Cette reproduction mérite qu'on adresse au moins aux journaux de médecine le reproche d'ignorance, en réservant une autre qualification à l'habile inventeur dont la découverte vole ainsi dans tout le monde sur les ailes d'une presse trop légère.

VI

Je ne veux pas terminer cette revue sans dire quelques mots d'une découverte qui, je l'espère, tiendra les espérances qu'elle a fait concevoir, je veux parler de l'*inoculation du venin de la vipère comme moyen prophylactique de la fièvre jaune*. Nous devons désirer d'autant plus le succès de cette inoculation, que cette découverte constituerait une des plus belles applications de la loi des semblables. Vous connaissez, en effet, messieurs, l'origine de cette méthode : ayant observé que de malheureux forçats mordus, dans le voyage qu'ils font pieds nus de Mexico à la Vera-Cruz, par une petite vipère très-commune, mouraient avec tous les symptômes de la fièvre jaune, M. Guillaume de Humboldt, neveu du savant de ce nom, conçut la première pensée de sa découverte. Il commença par vérifier ses premières observations au moyen d'expériences directes sur des chiens ; alors, dans le but de mitiger l'action toxique du venin, il fit mordre six fois par six vipères différentes un morceau de foie de mouton du poids de trente grammes, le laissa entrer en putréfaction et se servit du liquide de ce détritus pour l'inoculer à des chiens ; il n'en résulta que des symptômes fébriles modérés. C'est alors que quatre piqûres semblables furent faites aux bras de douze condamnés : tous présentèrent, au bout de quelques heures, de la céphalalgie frontale et de la rachialgie ; plus tard, un état fébrile d'une durée de quatre à douze heures, se répétant les trois ou quatre jours suivants, après lesquels tout fut fini. Plus de deux cents Européens furent ensuite inoculés à la Vera-Cruz, et, pendant les trois années suivantes, aucun d'eux n'a été attaqué de la maladie. Durant les années 1850, 51, 52, les inoculations se sont élevées à 1,438, dont 7 seulement eurent la fièvre jaune, qui s'est terminée heureusement. A la Nouvelle-Orléans, M. de Humboldt inocula 386 Irlandais dont aucun ne fut atteint au milieu d'une épidémie meurtrière. Enfin, le capitaine général de l'île de Cuba vient d'autoriser la création d'un établissement, dirigé par le docteur Humboldt, pour l'inoculation en grand du venin préservatif.

Faisons des vœux, messieurs, je le répète, pour le succès d'une découverte qui, conçue par la voie expérimentale qui est la nôtre, devait s'accorder avec nos principes, et qui, en même temps qu'elle rendrait à l'humanité l'un des services les plus signalés qu'elle puisse attendre de la science, ferait bénir une fois de plus la méthode médicale du grand homme auquel la belle loi des semblables doit, sinon l'existence, au moins sa place légitime en médecine et sa reconnaissance scientifique.

CONCLUSION.

Je vous ai signalé, messieurs, les principales rencontres homœopathiques que j'ai faites en parcourant le terrain de la presse médicale dans le premier semestre de cette année. Le temps me manque pour développer les réflexions et les considérations générales qui se présentent sous ma plume à l'occasion de cet exposé. Je me borne à indiquer les principales sous forme de brèves propositions :

1° Le plus grand nombre des médications heureuses, citées dans la littérature médicale périodique, constituent un hommage, involontaire ou caché, rendu à la méthode homœopathique ;

2° Cet hommage peut nous flatter sous quelques rapports, mais il faut avouer qu'une pareille médication homœopathique, qu'elle soit empirique et involontaire, ou qu'elle soit le résultat de l'imitation, n'est pas sans offrir des inconvénients sérieux ;

3° D'une part, elle expose à des aggravations qui peuvent offrir le plus grand danger (voir à cet égard les faits de *stibialisme* que j'ai rapportés, ainsi que les dernières réflexions du P. Debreyne à l'endroit de l'opium);

4° D'autre part, elle doit amener d'inévitables insuccès, puisqu'il y a absence d'indications positives pour l'emploi des médications signalées, et que ces médications ne manquent pas d'être considérées comme spécifiques de la maladie qu'elles ont guérie, tandis qu'elles n'ont d'action réelle que sur la forme pathologique à laquelle elles se trouvent homœopathiques;

5° Ces insuccès nombreux et inévitables dont je viens d'indiquer la source ne peuvent que conduire au doute les malheureux praticiens et les confirmer dans ce scepticisme thérapeutique auquel se trouve condamnée la jeune génération médicale, en dépit d'une tradition de près de trente siècles;

6° Je conclus enfin que la connaissance de la vraie loi de la thérapeutique, du grand principe des semblables, est seule capable de rendre fructueuse pour les médecins et pour les malades la masse des faits thérapeutiques souvent remarquables qui se trouvent accumulés dans les archives de la littérature médicale.

PARIS. — IMP. SIMON RAÇON ET COMP., 1, RUE D'ERFURTH.

www.ingramcontent.com/pod-product-compliance
Ingram Content Group UK Ltd.
Pitfield, Milton Keynes, MK11 3LW, UK
UKHW022242070726
13613UKWH00005B/2074